REMARQUES PRATIQUES

SUR

L'OPÉRATION CÉSARIENNE,

SUIVIES

DE CONSIDÉRATIONS SUR L'EMPLOI

DU RÉGIME ET DE LA SAIGNÉE,

AYANT POUR BUT DE MODIFIER LE DÉVELOPPEMENT DU FOETUS DANS LES CAS DE VICIATION DU BASSIN;

PAR M. LE PROFESSEUR MOREAU,

recueillies

PAR A. E. BOUCHACOURT,

D. M. P., MEMBRE DE LA SOCIÉTÉ ANATOMIQUE.

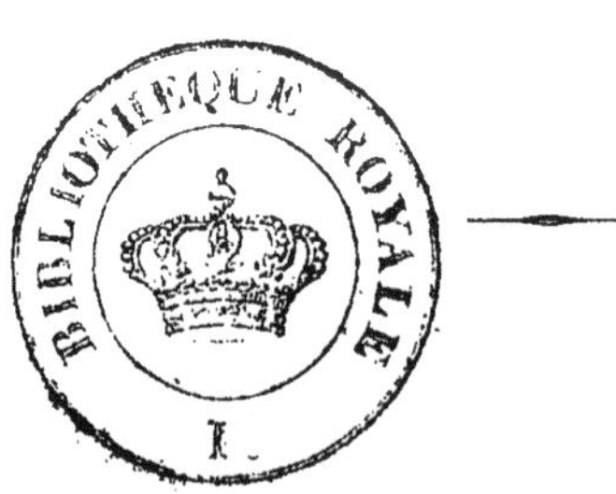

PARIS

IMPRIMERIE ET FOND. DE FÉLIX LOCQUIN ET COMP.

RUE NOTRE-DAME-DES-VICTOIRES, 16.

1838.

REMARQUES PRATIQUES

SUR

L'OPÉRATION CÉSARIENNE.

En nous occupant ici de l'opération césarienne nous ne voulons point traiter à fond les graves et nombreuses questions qui s'y rattachent; mais, à propos d'un fait récemment observé à la clinique d'accouchement de l'école, nous avons cherché à réunir les réflexions pratiques que cette opération a suggérées à M. le professeur Moreau. De ces remarques, les unes portent directement sur le cas dont nous allons donner la relation, les autres embrassent un cadre beaucoup plus vaste. En effet, après avoir approfondi dans la spécialité la question des indications, M. Moreau examine si les moyens employés ont été rationnels soit dans l'opération, soit dans le pansement; il étudie ensuite la nature des accidents qui ont amené la mort; enfin, il se pose cette importante question : Existe-t-il un traitement prophylactique de l'hystérotomie, c'est à dire quels sont les moyens que l'art possède pour en éviter l'emploi? quelle est l'étendue de leur application?

Les développements étendus auxquels a donné lieu cet important sujet nous ont semblé d'un trop grand intérêt pour ne pas être recueillis et publiés; nous y ajouterons fort peu de chose, de peur d'en affaiblir la portée à la fois pratique et scientifique.

Obs. — *Rétrécissement considérable du bassin suite de rachitisme; première grossesse; accouchement impossible par les voies naturelles; opération césarienne abdominale; mort.*

Une femme âgée de 28 ans, de petite taille, haute environ de

4 pieds, à membres inférieurs très courts, irrégulièrement contournés, jambes en X comme on dit, sans gibbosité vertébrale, mais avec une saillie fort prononcée de la face postérieure du sacrum regardant beaucoup plus en haut que d'habitude (ensellure exagérée), se présente le 29 novembre 1837 à la clinique de la Faculté. Elle dit être enceinte pour la première fois, et se trouve à terme moins quelques jours. Les douleurs se sont déjà fait sentir, les eaux commencent à s'écouler; le toucher pratiqué par M. le docteur Ménière, chargé du service par intérim, fait reconnaître un commencement de dilatation, une assez grande mollesse, la présence de la tête encore au détroit supérieur : on reconnaît facilement alors une viciation du diamètre antéro-postérieur. Les douleurs continuent, la femme s'épuise sans que le travail avance, la tête reste toujours très haut; il s'écoule un peu de méconium mêlé aux eaux de l'amnios, ce qui pourrait faire croire à la mort de l'enfant, si l'auscultation ne donnait la certitude de son existence : la mensuration du bassin faite avec le compas d'épaisseur de Baudelocque donne 3 pouces moins un quart d'avant en arrière; pratiquée avec le doigt indicateur introduit dans le vagin, elle donne à peine 2 pouces et demi. Déjà plus de 48 heures se sont écoulées, la vie de la mère et celle de l'enfant vont être compromises si l'on n'agit point : M. Ménière convoque M. le professeur Moreau, qui s'éclaire à son tour par le toucher, les circonstances antécédentes, etc. D'un commun accord l'opération césarienne est regardée comme nécessaire et devant être promptement faite : M. Moreau se charge de son exécution.

Le 30 novembre, à neuf heures du matin, tout étant disposé, aides et appareils, la malade couchée en travers sur un lit étroit, les cuisses maintenues solidement, les genoux un peu fléchis, la poitrine et la tête médiocrement élevées, l'opérateur, placé à droite du lit, incise successivement avec un bistouri convexe, et de haut en bas, couches par couches, dans une étendue de 5 pouces environ, la peau, la ligne blanche, fait une légère ouverture au péritoine, et l'agrandit avec un long bistouri boutonné. Immédiatement au dessous se trouve l'utérus volumineux et dur, revenu déjà un peu sur lui-même par l'écoulement des eaux. Deux jets de sang s'échappent lorsqu'on incise les parois utérines; un aide les comprime aussitôt avec les doigts, et le sang, provenant sans doute des sinus, cesse de couler, les membranes de l'œuf sont coupées avec précaution; l'enfant est saisi par les pieds, amené doucement par cette voie artificielle. Il fallut des tractions assez fortes, faites avec ménagement, pour dégager la tête, dont le sommet s'engageait à travers le bassin rétréci. On fait aussitôt la section du cordon, puis on va à la recherche du placenta inséré, non sur la ligne médiane, mais sur un des côtés; on délivre par la plaie. L'opération avec tous ses détails dura à peine douze minutes; la femme ne souffrit pas extraordinairement et perdit peu de sang; vers la fin cependant elle éprouva une demi-syncope; on la fit bientôt revenir avec le vinaigre, l'eau de Cologne, etc. L'utérus diminue rapidement de volume, se durcit, et se vide du sang qui s'y épanche: l'écoulement sanguin par les sinus divisés cesse bientôt; on n'eut point de ligatures à faire à quelque vaisseau des parois abdominales. Après un long moment d'attente, on nettoie la plaie et ses environs; 3 points de suture enchevillée sur de longues bandelettes de diachylon roulé en rapprochent les bords, d'épais plumasseaux de charpie sont placés sur les côtés de l'incision, et favorisent encore le rapprochement: des plumasseaux minces, un linge enduit de cérat et pereillé, un bandage de corps recouvrent et maintiennent le tout. Avant d'achever le pansement on s'assure par l'introduction du doigt que l'orifice utérin est libre; puis on y fait passer une longue bande effilée et enduite de cérat, dont le globe est maintenu sur un des côtés de la plaie à l'aide du bandage contentif.

Quant à l'enfant, immédiatement après son extraction, il exécuta quelques mouvements respiratoires, sans pousser un cri; son cœur battit quelques instants, puis ne présenta plus que des mouvements ondulatoires. Malgré tous les moyens employés avec persévérance (percussion, flagellation, bain chaud, insufflation pulmonaire, lotions et frictions stimulantes), il ne put être rappelé à la vie.

La malade est ramenée avec son lit dans la salle; les cuisses sont maintenues rapprochées, un peu fléchies. (Tisane de tilleul. Potion avec sirop diacode ℥ j. Diète.)

Vers le soir, l'affaissement devient marqué, face pâle, anxieuse, pouls petit, à 80-84. Vers 3 ou 4 heures du matin cet état de dépression fait place à l'agitation; le pouls se relève un peu, le ventre est plus douloureux, aux environs de la plaie surtout: hoquets, puis régurgitation, vomissements de matières vertes; douleur à la base de la poitrine, oppression. On regarde la péritonite comme imminente. (Saignée de 14 onces; 30 sangsues sur les côtés de la plaie, pour faciliter l'écoulement du sang. Eau gazeuse.) — Ces moyens furent prescrits par l'interne de garde.

Le 1er décembre, à la visite du matin, la face est pâle, les paupières recouvrant incomplètement l'œil qui a de la tendance à se porter en haut; affaissement marqué, voix faible; la malade répond à peine aux questions qu'on lui adresse, elle dit souffrir moins cependant; le pouls est vite, sec, à 132; la respiration courte, costale, à 32. Langue pâle, un peu sèche, soif vive; chaleur générale faible; il y a eu, au dire de la malade, du frisson pendant la nuit. Le météorisme et la tension du ventre ont diminué, ainsi que la douleur; les vomissements de liquides verdâtres sont moins fréquents. La malade a uriné deux fois assez facilement, la veille au soir le cathétérisme n'a amené que quelques gouttes d'urine.

(Tisane de tilleul avec sirop de groseilles. 2 livres de glace à prendre par fragments. Eau de Seltz. 30 sangsues dans le cas où la douleur abdominale reviendrait. Catapl. synapis. promenés aux membres inférieurs.)

L'appareil avait été peu mouillé; un peu de sang s'est écoulé par le vagin. Dans la journée, les vomissements reparaissent, le pouls faiblit encore, il est à 140; froid des extrémités: sur le soir agitation, délire vague, mort à 10 heures après une courte agonie.

Autopsie le 3, 57 *heures après la mort.* L'abdomen seul a été ouvert. Il existe sur la ligne médiane, aux parois abdominales, une plaie de 5 pouces environ à bords rapprochés, couverts d'une faible couche de sang coagulé. *L'utérus*, situé immédiatement derrière, présente exactement aussi sur la ligne médiane une plaie longitudinale de 2 pouces 1/2 de longueur, par suite de sa rétraction. Cet organe, à part cette incision, est tout à fait sain: à peine s'il contient un peu de sang; aucune trace d'inflammation; le péritoine est sain partout, lisse, humide, sans taches rouges, piquetées et sans fausses membranes; nul épanchement séreux ou sanguin.

Examen du bassin. Les fosses iliaques sont profondes et étroites, les crêtes rapprochées, l'espace qui s'étend d'une crête iliaque à l'autre a 9 pouces et quelques lignes. Le détroit supérieur offre un rétrécissement manifeste d'avant en arrière, il n'a que 2 pouces 4 lignes. Le diamètre *sacro-cotyloïdien* (Velpeau) a 2 p. 2 lignes à gauche, 1 pouce 8 lignes à droite; le bis-iliaque et les obliques ont leur dimension normale, car c'est surtout la base du sacrum ou plutôt les deux dernières vertèbres lombaires avec elle, qui rétrécissent le détroit inférieur; le sommet du sacrum est relevé, sa concavité est un peu profonde; rien de particulier dans la symphyse pubienne et les branches du pubis, si ce n'est une grande saillie des crêtes osseuses pectinéales pubiennes; le détroit inférieur ne semble pas vicié. Du reste, le bassin étant revêtu encore de ses parties molles, on ne peut avoir des données aussi exactes sur ce dernier point.

C'était ici le cas de vérifier les idées du docteur Weber sur la coïncidence des viciations du bassin avec des modifications dans les diamètres de la tête. Des mesures prises à l'extérieur nous ont donné pour le diamètre antéro-postérieur du crâne, 6 pouces 4 lignes.

Transversal,	5	—	5	—
Vertical,	5	—	3	—

Ces mesures se rapprochent tout à fait de celles prises sur des sujets dont le bassin n'a éprouvé aucune viciation. D'un autre côté, dans les observations rapportées par M. Stoltz (*Archiv. méd. de Strasbourg*, avril et juin 1836) on voit mentionné plusieurs fois le volume considérable, ou du moins non diminué, de la tête, comparativement à des rétrécissements énormes du bassin (obs. 1, 3 et 4).

Donc, pour le cas actuel comme pour beaucoup d'autres, l'application de la théorie des homologues que voudrait faire à la pelvimétrie le docteur Weber ne saurait être admise (*Bulletin de Férussac*, t. VI, pag. 1). M. le professeur Velpeau insiste sur ce point : qu'il a vu les bassins les mieux conformés coïncider avec les crânes les plus difformes, et réciproquement. (*Traité d'accouchement*, t. I, pag. 50, deuxième édition.)

Réflexions.

1° Y avait-il indication de pratiquer l'opération césarienne? En se fondant d'abord sur l'examen attentif du bassin, point capital, on est conduit bien vite à répondre par l'affirmative. Le diamètre antéro-postérieur, évalué avec le *pelvimètre de Baudelocque,* ne paraissait guère avoir que 3 pouces moins 1/4 ; et l'on remarqua bientôt qu'une infiltration séreuse de la partie inférieure du tronc devait, en écartant et soulevant la peau, augmenter d'autant l'étendue apparente du bassin; ce qui devait ôter au moins 3 à 4 lignes de cette dimension. En effet, la mensuration par le vagin à l'aide du doigt donna seulement 2 p. 6 lignes, qui, diminués de 2 lignes par l'obliquité du mensurateur, se réduisent à 2 p. 4 lignes, ce que l'examen cadavéri que a confirmé. Or, avec cette étendue, il était impossible de terminer autrement l'accouchement; en effet, il faut tenir compte d'abord de l'épaisseur des parties molles, qui est bien quelque chose : nul doute que l'utérus, le vagin, la vessie, ne diminuent cette quantité au moins de 2 lignes ; il était donc impossible que le diamètre occipito-frontal qui avait 4 pouces 3 lignes, le bipariétal 3 p. 4 lignes, pussent se réduire au point de traverser un espace ayant 2 p. 4 lignes de largeur. En un mot, le plus petit diamètre du fœtus avait 1 pouce de moins que le diamètre antéro-postérieur, et il ne pouvait se produire une réduction forcée sans compromettre la vie de la mère et celle de l'enfant, en supposant même, ce qui est difficile, que le forceps eût exercé par la pression de ses branches, et sans se fausser, une telle réduction. Il ne restait donc, en réalité, qu'à ouvrir une voie artificielle et d'une capacité suffisante à l'enfant, dont la vie n'était pas un sujet de doute. Il est à remarquer que cette étendue du diamètre antéro-postérieur vicié est le chiffre qu'on rencontre le plus fréquemment : ainsi, sur 62 cas de viciation pelvienne ayant nécessité l'opération césarienne, 25 fois le diamètre antéro-postérieur n'avait que 2 p. 1/2 d'étendue : viennent ensuite par ordre de fréquence les bassins de 1 p. 1/2 à 2 pouces, ceux de 1 p. 1/2 ; ceux de 2 p. 1/2 à 2 3/4 ; enfin ceux de 1 p. On sait qu'avec un rétrécissement plus grand l'opération césarienne est impossible ; et qu'avec une déformation moindre que 2 p. 3/4, elle n'est plus indiquée, à moins de l'existence de tumeurs squirrheuses ou autres, etc. (Velpeau, *Traité d'accouch.* t. 2, p. 448.)

Il n'y avait pas lieu à faire la symphyséotomie, car il eût fallu un écartement trop considérable des pubis pour amener un résultat satisfaisant.

En effet, d'après des expériences et des calculs bien connus, 1 pouce d'écartement donne 2 lignes d'accroissement, et il n'est pas sans inconvénient grave d'aller au delà ; en ajoutant 2 lignes dues à l'engagement d'une des bosses pariétales, il y aurait donc eu 4 lignes d'accroissement. Supposons que l'écartement eût pu aller jusqu'à 2 pouces, ce qui eût donné 4 lignes (Boër prétend que, même poussé à l'extrême, cet écartement ne peut jamais donner plus de 3 lignes d'ampliation au diamètre antéro-postérieur), doublons si l'on veut la quantité dont s'engage une des bosses pariétales, on aura en tout 8 lignes. Or, il fallait ici plus de 1 pouce, sans parler de la déperdition due à la présence des parties molles; puis le forceps qui eût été nécessaire tient une certaine place, et, pour produire la réduction de 1 pouce, il y avait à craindre ou de fausser l'instrument, ou d'amener inévitablement la mort de l'enfant, ou plutôt d'arriver à ce double résultat : nous ne parlons pas du danger de l'écartement des symphyses sacro-iliaques postérieures, de leur inflammation, etc., accidents bien graves encore. Aussi M. Moreau pense-t-il que dans ce cas il fallait rejeter sans hésitation la symphyséotomie, qui du reste eût pu être tentée à une époque moins avancée de la grossesse comme moyen adjuvant de l'accouchement fait avant terme, mais à cette condition seulement.

Il est évident que la version convenait bien moins encore : les eaux s'étaient écoulées, l'utérus s'appliquait avec force sur le fœtus, la tête était arrêtée et fixée au détroit supérieur, etc. : toutes circonstances qui rendaient les manœuvres difficiles et dangereuses pour la mère et l'enfant. Puis les diamètres étaient trop viciés, relativement surtout au volume d'un enfant à terme, pour qu'on ait pu seulement l'extraire sans déterminer des tractions énormes; d'où déchirure de la moelle, décollement des épiphyses, dilacération des membres, etc.; c'est à dire la mort certaine de l'enfant, et la mort presque sûre de la malheureuse mère, chez laquelle de semblables manœuvres auraient été exécutées.

Restait la mutilation du fœtus. D'abord il était vivant, et c'est une règle invariable pour nous, dit M. Moreau, de tout faire pour le conserver. Mais, en supposant qu'il eût été mort, le bassin était trop étroit pour que la mutilation ne fût pas dangereuse, difficile, impossible même; il fallait en outre manœuvrer dans un utérus qui s'appliquait énergiquement sur le fœtus, et le forceps céphalotribe, qu'on aurait sans doute employé, offre de l'avantage dans les bonnes conformations du bassin, lors, par exemple, qu'on agit sur un enfant trop volumineux : mais, si le bassin est trop rétréci, d'abord les manœuvres sont d'une grande difficulté, puis la tête tourne, s'engage mal, ainsi qu'on l'a vu une fois à la Maternité ; aussi M. Moreau pense-t-il que l'emploi de cet instrument doit être excessivement borné, s'il n'est tout à fait proscrit. Dans un cas observé récemment par ce professeur, le bassin se trouvant rétréci, on eut recours au forceps céphalotribe ; l'enfant fut laissé en partie, la femme succomba. Dans une autre circonstance qui s'est passée sous nos yeux, M. le docteur Nichet, chirurgien en chef de la Maternité de Lyon, fut obligé de renoncer à l'emploi du forceps céphalotribe, appliqué cependant avec beaucoup d'adresse : l'accouchement fut rapidement terminé après qu'il eut vidé le crâne à l'aide des ciseaux de Smélie, et exercé des tractions avec plusieurs crochets. M. le docteur Imbert nous a dit plusieurs fois qu'il avait complètement renoncé à se servir du forceps céphalotribe, préférant de beaucoup l'usage des crochets. Ici l'enfant était vivant, il n'y avait donc réellement qu'à pratiquer l'opération césarienne. Aussi, ajoute M. Moreau, nous éprouvons au moins cette satisfaction, que si nous avons eu un résultat malheureux, nous avons consciencieusement agi ; mais en pareille occurrence, n'oublions jamais, dit-il, avant de prendre un parti décisif, de nous entourer encore de l'examen de certaines circonstances très importantes. Ainsi, il faut rechercher avec soin à quelle époque le rachitisme, cause présumée de la viciation du bassin, s'est développé : s'il existe depuis l'enfance, la déformation du bassin est toujours considérable ; s'il a paru vers la puberté seulement, il n'en est plus ainsi : les membres, la colonne vertébrale même, peuvent être déformés sans que le bassin participe à leur altération ; déjà vers 10 ou 12 ans le bassin a presque sa capacité normale. Il y a donc moins de crainte à avoir pour les suites d'une grossesse lorsque le rachitisme est venu à cette époque ou vers la puberté, que s'il s'était développé beaucoup plus tôt. La femme dont nous avons rapporté l'observation était devenue rachitique à trois ans ; elle marcha long-temps avec des béquilles, et ne fut réglée que vers l'âge de quinze ans, époque à laquelle la marche devint plus facile, et la constitution s'améliora.

2° Il faut savoir, aussi exactement que possible, l'époque de la grossesse, afin d'apprécier approximativement le volume du fœtus et aussi la réductibilité de ses divers diamètres. Plus jeune, son ossification est moins avancée ; sa tête est plus molle, s'alonge plus facilement à travers le bassin rétréci ; c'est pour cette raison, le volume variable du fœtus, qu'on ne peut établir de règles absolues et générales sur le mode de terminaison de l'accouchement, avec des viciations données du bassin ; car on a vu des enfans à terme passer facilement dans des bassins étroits, parce qu'ils étaient eux-mêmes petits ou réductibles. Baudelocque cite à ce sujet l'observation due à Solayrès d'une femme qui avait un bassin vicié, et qui cependant accoucha naturellement. Au moment de sa sortie, le crâne de l'enfant avait 2 p. 1/4 seulement dans le diamètre bipariétal, le lendemain il avait acquis jusqu'à 3 p. et quelques lignes, en perdant aussi de l'étendue de ses diamètres longitudinaux qui étaient la veille, l'occipito-mentonnier de 7, l'occipito-frontal de 5 pouces. Or, le bassin n'avait que 3 pouces d'avant en arrière; cependant le fœtus vint au monde vivant et vécut après, sa mère se rétablit aussi ; c'est qu'alors l'ossification peu avancée, par une sorte d'arrêt de développement, avait mis momentanément, et sans danger aucun, les diamètres du fœtus en rapport d'étendue avec ceux du canal vicié qu'il devait traverser. Dans le cas actuel, la grossesse était à terme ou à peu près, circonstance défavorable, et l'ossification avancée rendait toute réduction difficile.

3° On doit s'informer avec soin de la taille du père de l'enfant : cette circonstance a une influence sur le volume du fœtus. La mère en exerce bien une aussi, peut-être plus grande, mais cela ne détruit pas l'action du père, qu'il ne faut point négliger.

Il est d'observation, dit M. Moreau, que les femmes faibles mettent au monde des enfants forts et bien développés, si le père était lui-même vigoureux ; si la mère est grande et le père petit, il y a des chances pour que l'enfant soit petit aussi. A ce propos, il est bon de rappeler l'observation suivante de Lauverjat (*Nouvelle manière de pratiquer l'opération césarienne*) : Une fille mal conformée devint enceinte, le travail commença ; le fœtus paraissant mort on songea à l'avoir en le mutilant (il n'y avait pas d'autre moyen) : l'extraction se fit très péniblement, avec beaucoup de douleurs pour la mère, contusion, déchirure des parties molles, suivie de gangrène. Cependant la malade résista à tous ces accidents ; le père de l'enfant était grand et vigoureux. Quelques années après, nouvelle grossesse : Lauverjat, appelé, s'efforçait d'éloigner de sa malade la crainte d'une mauvaise couche ; c'était peine inutile, car elle l'assura de sa tranquillité et de son peu d'inquiétude, donnant pour raison que le père de son second enfant étant plus faible et plus petit que celui du premier, elle n'avait rien à craindre ; en effet, elle accoucha plus facilement que la première fois d'un enfant qui se trouvait réellement plus petit.

Ces considérations ne paraîtront pas à tout le monde également puissantes ; elles ont, suivant M. Moreau, une grande valeur : l'expérience seule l'a porté à y ajouter foi.

Relativement à ce qui a été fait, c'est à dire à l'opération et au pansement ; relativement encore à ses suites, et aux causes de la mort, il reste peu de chose à dire. Il n'est pas nécessaire, que je sache, de justifier le choix de la méthode et du procédé de Mauriceau : inciser la ligne blanche, et sur la ligne médiane de l'utérus, évitant ainsi et les vaisseaux des parois abdominales, et ceux très volumineux des parties latérales de la matrice, est déjà un immense avantage.

L'opération n'a pas été très douloureuse, ni bien longue ; l'extraction du fœtus a été rapidement faite, et cependant il n'a pas vécu ; ce qui tient sans aucun doute à la longueur du travail, qui datait déjà de deux jours, et aussi à la pression immédiate et long-temps continuée de la matrice sur l'enfant, les eaux s'étant écoulées de bonne heure. M. Velpeau observe que les enfants sont venus vivants chaque fois qu'on a opéré avant ou immédiatement après la rupture de la poche des eaux. Cette époque, du reste, ne paraît pas avoir autant d'influence qu'on pourrait le croire sur le succès, pour la mère (P. Dubois : suppl. à l'art. *César.* (Opér.) du *Dict. de méd. en* 25 *v.*). Mais il s'est écoulé un temps assez long entre l'opération et l'application des points de suture ; cette lenteur, dit M. Moreau, a été calculée : on ne doit pas se hâter de réunir promptement, car on s'exposerait à voir le sang s'épancher dans le ventre ; il vaut mieux, par cette expectation, donner à l'utérus le temps de revenir sur lui-même, et au sang épanché celui de se coaguler. La précaution de s'assurer, avec le doigt porté dans la matrice, de l'état du col, de son ouverture, etc., nous a paru très bonne ; peut-être y aurait-il moins d'avantage qu'on ne le pense à introduire une bande enduite de cérat pour maintenir cette ouverture béante, ainsi que le recommandait Baudelocque, blâmé en cela par Désormeaux, qui rejette toute espèce de moyens désobstruants analogues, tels que la grosse tente de Rousset, le cierge pertuisé de Ruleau. Tous ces moyens, suivant Désormeaux, sont irritants, il suffit pour en tenir lieu de porter de temps en temps le doigt dans le vagin, de faire quelques injections d'eau pure, ou d'eau de mauve, tièdes, sans laisser à demeure des corps étrangers. Désormeaux insistait beaucoup sur la pratique suivie par M. Moreau, de s'assurer, avant de procéder au pansement, que l'orifice du col utérin est libre, sans cependant vouloir, avec Planchon, attirer le cordon ombilical par le vagin, en le liant à une sonde de gomme élastique que l'on ferait passer à travers la plaie, l'orifice utérin et le vagin, et délivrer par en bas ; méthode qu'il rejetait complètement (art. *Césarienne* (Opér.) du *Dict. en* 25 *v.*).

L'écoulement de sang par les sinus utérins ouverts n'a pas eu de suite : il suffit de faire comprimer momentanément par un aide les bords de l'incision ; l'utérus, revenant bientôt et énergiquement sur lui-même, ne tarda pas à arrêter par ce retrait cette faible hémorrhagie. Si elle eût continué, il aurait fallu insister sur l'emploi des moyens propres à ranimer les contractions utérines, la stimulation avec les doigts, par exemple (Désormeaux); et sur les réfrigérants et les styptiques les moins irritants possibles, tels que l'eau froide, pure ou mêlée de vinaigre, le vinaigre alcoolisé que conseillait Heister. On n'aurait pas songé, que je sache, à mettre en pratique le conseil si peu rationnel, donné par Siebold et M. Ritgen, d'oblitérer les vaisseaux ouverts avec des fils, comme dans une amputation (Kilian, *Dict. opér., Geburtshülfe*). La suture enchevillée a été mise en usage; aucune ne convient mieux dans ces cas: elle rapproche aussi exactement que possible les lèvres de la plaie, sans exercer une pression trop circonscrite, qui ne manquerait pas de couper la peau lorsque viendrait la turgescence inflammatoire. Il n'est pas de chirurgien qui, adoptant la suture dans des cas analogues, n'ait apprécié les avantages de celle qu'on a employée ici ; cependant M. Stoltz, dans la belle observation qu'il rapporte, se contenta de quatre points de suture entrecoupée.

Malgré toutes ces précautions, et d'autres sur lesquelles nous ne revenons pas, la malade a rapidement succombé. Quels accidents l'ont fait périr? L'immense incision de toute l'épaisseur des parois abdominales et de l'utérus, la perte du sang pendant les incisions, et celle due plus tard à la section de la veine; les douleurs de l'opération, celles si prolongées et sans résultat de l'enfantement, l'influence morale déprimante que toutes ces circonstances ont dû exercer sur elle ; en un mot, il y a eu affaissement de l'innervation, ce qu'on a appelé, dans ces derniers temps, *sidération nerveuse*. Cette cause suffit à elle seule pour amener la mort dans bien des cas. Quel chirurgien n'a observé souvent de ces morts rapides à la suite des opérations graves, la taille, les grandes amputations, les ablations de tumeurs volumineuses. La vie cesse alors, non par privation de sang, mais par épuisement de l'innervation. Il y aurait d'importantes et de nouvelles considérations peut-être à présenter sur ce sujet. Y avait-il eu chez cette femme un commencement de péritonite, caractérisée par ces douleurs abdominales vives, ces vomissements, cette dépression du pouls, puis enrayée par l'énergique traitement employé de bonne heure ? M. Moreau le pense : l'inflammation, dit-il, a été jugulée à son début, et n'a point laissé de traces sur le cadavre ; ceci pourrait fournir matière à discussion, mais on raisonnerait trop dans le champ des probabilités : ce n'est pas le cas d'en traiter plus longuement.

Le traitement mis en usage après l'opération a été dirigé contre la péritonite ; cela était rationnel, en ce sens que les symptômes apparents semblaient le réclamer, et qu'en se fondant sur les observations rapportées par les auteurs, la péritonite a été l'accident le plus grave et le plus fréquemment signalé : sur 42 observations d'opérations césariennes suivies de la mort, dans lesquelles la nature des accidents a pu être appréciée avec soin, la péritonite aurait été 13 fois cause de la mort ; l'hémorrhagie n'aurait exercé que 7 fois une funeste inflence, et les phénomènes nerveux 4 fois (Michaélis).

Malheureusement les moyens antiphlogistiques mis en usage étaient complètement défavorables à l'état d'abattement et d'afaissement de la malade ; le praticien se trouvait dans un de ces cas si difficiles et si graves d'inflammation à combattre chez des individus grandement et rapidement afflaiblis : véritable cercle vicieux, duquel le médecin, quels que soient du reste son tact et son expérience, sort rarement avec bonheur. Peut-être aurait-ce été le cas de s'abstenir d'évacuations sanguines, de donner l'opium à hautes doses, seul ou mieux uni aux excitants diffusibles, tout en surveillant avec soin l'apparition des symptômes qui annoncent la péritonite : celle-ci, disons-le, ne vient presque jamais si vite, surtout quand la perte d'une assez grande quantité de sang a produit un dégorgement local ; et du reste, la douleur, lorsqu'il y a une plaie ou présence de gaz dans les intestins, etc., les vomissements, bilieux ou non, ne sont pas des caractères essentiels de cette affection. Et puis, ne faut-il pas tenir compte aussi de l'état puerpéral comme complication grave; état qui se trouve influencé et modifié à son tour par cette grande opération, toutes choses qui se nuisent mutuellement, et qui, par cela même, doivent être prises en considération? Aussi importe-t-il beaucoup d'insister sur les moyens prophylac tiques de l'opération césarienne, d'en apprécier la portée et d'en régler l'emploi.

Deux moyens prophylactiques sont à la disposition de l'accoucheur, mais tous deux d'inégale influence, et surtout présentant un danger bien différent; M. Moreau veut parler du régime ayant pour but de diminuer le volume de l'enfant, sans pour cela influencer sa vie, et de l'accouchement prématuré artificiel, qui le fait passer à travers le bassin lorsqu'il est encore en rapport de volume ou de réductibilité avec ses ouvertures. Mais d'abord ces deux moyens ne sont applicables qu'autant que le médecin est consulté d'avance, et surtout que le bassin n'est pas trop vicié.

1° *Influence du régime et des saignées.* L'école de Paris, depuis surtout le professeur Dubois père, rejette d'une manière générale l'influence du régime. M. Moreau dit s'être laissé entraîner d'abord, et avoue l'avoir niée tout à fait; maintenant il ne saurait la méconnaître. On a dit, pour révoquer en doute cette action du régime, et dans un rapport plus étendu celle de la nutrition, que des enfants vigoureux ont été mis au monde par des femmes faibles, et des enfants maigres et chétifs par des mères fortes et grandes; mais souvent ce ne sont là que des exceptions. En général, dit-il, les femmes qui se nourrissent bien, qui sont fortes, etc., mettent au monde des enfants vigoureux: quelquefois aussi, lors même qu'elles ont mal digéré, souvent vomi pendant leur grossesse, la force et le volume des enfants n'ont pas souffert; mais alors elles sont réduites au dernier degré du marasme: c'est en quelque sorte aux dépens de leur propre substance, de leur santé, que l'enfant a acquis ce développement. Cela confirme donc encore la règle posée plus haut. L'observation suivante lui donne également beaucoup de valeur.

OBS. 2. Une femme de Paris, portant un bassin vicié (diamètre antéro-postérieur de 3 pouces), fait appeler M. Moreau à une première grossesse : le rétrécissement est reconnu; on porte un fâcheux prognostic sur l'accouchement, le forceps même paraît insuffisant pour le terminer; la symphyséotomie pourra peut-être réussir? MM. Dubois et Evrat, appelés en consultation, sont du même avis : suivant eux, il faut, ou mutiler l'enfant, ou pratiquer la symphyséotomie. Comme les eaux s'étaient écoulées, que le travail continuait, le fœtus ne tarda pas à succomber; on le mutila pour l'extraire, il était très volumineux. On discuta ensuite la question de savoir ce qu'il y aurait à faire dans le cas d'une nouvelle grossesse. M. Moreau prescrivit un régime sévère, presque végétal, de fréquentes saignées, pour diminuer la nutrition de la mère, et par suite pour agir sur l'enfant. Cela fut exécuté, l'accouchement se fit à terme, facilement; l'enfant était petit, mais bien portant; un des pariétaux présentait une dépression de 4 à 5 lignes; l'os se releva, et l'enfant vécut. Depuis cette époque, la même femme a eu trois enfants, et suivit le même régime pendant ses trois grossesses, toujours avec le même succès.

Dans l'observation suivante, on trouve la preuve et la contre-épreuve du précepte de M. Moreau.

Obs. 3. Appelé pour une femme en douleurs depuis deux jours, et en proie à des accidents nerveux assez graves, agitations, convulsions, M. M. apprend qu'on a fait deux tentatives infructueuses d'application de forceps, qui ont amené les accidents au point de simuler un véritable tétanos, tant les contractions éclamptiques sont durables et énergiques. Une large saignée est faite au pied (ce qui réussit presque toujours en pareille circonstance); le calme se rétablit, alors on revint à l'application du forceps. Plus heureux que les accoucheurs qui déjà avaient fait d'inutiles efforts, dont l'effet avait été de préparer le succès de ceux qu'il tenta alors, M. M. réussit à faire descendre la tête, et à l'amener au dehors; l'enfant respira, mais il ne vécut que peu d'instants, malgré les soins les plus éclairés et le plus long-temps prolongés; la femme fut gravement malade et finit cependant par guérir. On s'aperçut alors que le bassin était vicié, sans apprécier cependant au juste le degré de viciation, car l'accoucheur resta peu de temps vers la femme après l'accouchement. Cela ne l'empêcha point de lui donner les mêmes conseils que dans le cas précédent, éviter la grossesse d'abord, et, si elle arrivait, régime, saignées, etc.; prévenant surtout la malade qu'elle eût à se faire examiner avec soin si cette fâcheuse circonstance survenait. Au bout de quelque temps une partie de ces conseils fut oubliée. M. Moreau, en reconnaissant l'existence de la grossesse, constata que le diamètre antéro-postérieur n'avait que 3 p. 1/4, le reste des avis fut tout à fait méconnu. Le moment de l'accouchement arriva : le travail dura plus de 60 heures ; l'enfant avait une énorme dépression de la tête, des escarres sur les bosses pariétales ; cependant il respira quelques secondes, mais succomba bientôt. — A une 3e grossesse on voulut bien s'astreindre au régime qu'on avait d'abord trouvé trop sévère ; plusieurs saignées furent pratiquées ; l'accouchement fut facile, l'enfant petit, mais bien vivant, sortit assez rapidement.

Survint une 4e grossesse, les sages prescriptions de M. Moreau furent laissées de côté. Un jeune médecin, qui avait terminé le dernier accouchement si heureux, conseilla à la femme de ne rien faire à l'avenir, ajoutant que ce serait peine perdue. La fin de cette 4e grossesse arrive ; l'accoucheur trop confiant est appelé, il applique 3 ou 4 fois le forceps sans rien amener, il se décide à pratiquer la mutilation de l'enfant ; la mère ne fut pas plus heureuse que son fruit, elle succomba.

C'est en se fondant sur ces deux faits, sur d'autres qu'il pourrait y joindre, que M. Moreau se croit autorisé à recommander l'emploi du régime, des saignées, dans le cas où le bassin n'est vicié que de quelques lignes. A coup sûr cela n'aurait pu réussir chez la femme dont nous avons en commençant tracé l'histoire, la viciation était trop profonde.

Il en est de même de l'accouchement prématuré. Sans agiter ici les importantes questions que ce procédé pourrait soulever, il est évident que, s'il y a trop peu d'espace, il faut agir avant la viabilité du fœtus, avant le sixième mois : c'est alors un véritable avortement provoqué ; et le double but qui fait attacher à cette méthode tant d'importance, c'est à dire de conserver la mère et l'enfant, ne se trouve plus atteint. Il fallait donc la rejeter ici, comme, du reste, dans tous les cas de trop profondes viciations. Hors ces circonstances, le régime et les saignées peuvent souvent suffire. La sphère d'application de l'accouchement prématuré artificiel se trouve donc ainsi considérablement restreinte.

Ajoutons, en terminant cette discussion, que, si le cas qui y a donné lieu a été malheureux, ce n'est nullement par la faute de l'opérateur et de l'accoucheur ; que rien n'a été omis pendant l'opération, et que rien n'a été négligé, soit avant, soit après. La femme était très affaiblie, les douleurs duraient depuis longtemps, etc., elle se trouvait, en un mot, dans de très graves circonstances. Aussi ne faut-il pas conclure que l'opération césarienne ne réussit plus : les trois cas de succès relatés dans les *Archives de médecine* (numéro de mars 1837, 375), et datant de 1833 (Duchateau, d'Arras), de 1835 (Meyer), 1836 (Venderfuhr); un quatrième dû à M. Stoltz qui en a communiqué l'histoire avec détails à l'Académie royale de médecine (*Archives*, novembre 1834); un relevé de 118 cas heureux et bien authentiques, emprunté à Michaélis, et que M. Velpeau donnait en 1835 (*Loc. cit.* pag. 457), doivent rassurer les praticiens. Que, si en apparence on ne réussit pas aussi souvent qu'autrefois (voyez le Mémoire de Simon parmi ceux de l'Académie royale de chirurgie), au moins on a des succès bien constatés, entourés de toutes les garanties désirables; ce qui est d'un grand poids pour les hommes qui pensent qu'en chirurgie, comme en médecine, il ne faut pas compter, mais peser les faits.

www.ingramcontent.com/pod-product-compliance
Ingram Content Group UK Ltd.
Pitfield, Milton Keynes, MK11 3LW, UK
UKHW012133240726
13965UKWH00005B/2153

9 782012 929470